AF377665

APRENDE A CALMAR EL LLANTO DE TU BEBÉ

Las claves para responder eficazmente a las necesidades de tu hijo

Por Dominique van der Kaa
Traducido por Laura Soler Pinson

Salud y bienestar   50MINUTOS.es

CÓMO CALMAR EL LLANTO DE UN BEBÉ

- **¿Problemática?** Aunque el llanto forma parte integrante del desarrollo del recién nacido, para los padres es una fuente de preocupación importante. En efecto, puede generar tensiones en el día a día cuando ya no logramos controlarlo.
- **¿Meta?** Comprender el llanto de tu bebé y ofrecer una respuesta eficaz.
- **¿Preguntas frecuentes?**
  - ¿Mi bebé tiene una rabieta cuando llora?
  - ¿Por qué algunos lactantes siguen llorando después de que hayamos respondido a sus necesidades?
  - ¿Qué hago si mi bebé llora por la noche?
  - ¿Qué son los espasmos del sollozo?
  - ¿Cómo gestiono un episodio de ira?
  - ¿Cómo calmo el llanto de mi hijo si estoy fuera de casa?

Si bien es cierto que la llegada de un bebé es, ante todo, sinónimo de felicidad y de plenitud para los nuevos padres, los primeros meses pueden resultar agotadores, tanto en el plano físico como en el emocional. En efecto, en seguida nos vemos enfrentados a un primer reto considerable: el llanto del bebé. El lactante, que solo puede comunicarse a través de su voz, expresa todo lo que siente con su llanto, para gran desasosiego de sus padres, que no siempre comprenden el mensaje que les quiere transmitir. Entonces, llegan las preguntas, las dudas y la culpabilidad: «No soy un buen padre porque no logro calmar a mi bebé», «¿Me ocupo bien de mi hijo?», «¿Por qué no deja de llorar? ¡Si he seguido todos los consejos!».

Frente al sufrimiento de su lactante, al que no logran tranquilizar, algunos padres pueden sentirse culpables e, incluso, incompetentes, y terminan por alimentar una especie de rencor irracional hacia su hijo o por desarrollar conductas de evitación. Sin embargo, el llanto es un fenómeno normal y esencial para el desarrollo del niño. Cuando crezca, descubrirá otras formas de comunicarse y el llanto se volverá menos frecuente. Pero, por ahora, se trata de la única manera que tiene de informar de su malestar.

La forma en la que haya vivido sus primeras interacciones sociales y, más adelante, su primera educación, con la implementación de reglas que respetar tanto en casa como fuera de ella, le ayudarán a forjar su personalidad y le ofrecerán una buena base para dar y recibir amor. Por lo tanto, es fundamental que los padres acepten el llanto sin ignorarlo, que tengan una escucha reconfortante para responder de forma benevolente, lo que permitirá al pequeño disfrutar de un desarrollo equilibrado.

¿POR QUÉ LLORA MI BEBÉ?

EL LLANTO DE LA PRIMERA INFANCIA

El nacimiento es un momento de intensas emociones en el que el recién nacido y sus padres se conocen por primera vez. Tras haber abandonado el cómodo cascarón que constituía el útero materno, el niño descubre un mundo nuevo. Así pues, puede presentar un cierto desasosiego ante la multitud de nuevas sensaciones que experimenta: el hambre, la luz, el ruido, los cambios de temperatura, etc. Mediante un reflejo nervioso, contraerá todos sus músculos respiratorios y aspirará una bocanada de aire antes de soltarla en un grito penetrante: es la primera respiración.

¿SABÍAS QUE...?

Durante las primeras semanas de vida, el recién nacido grita y llora sin lágrimas, ya que sus conductos lacrimales todavía no están operativos.

Durante las semanas y meses que siguen a su llegada al mundo, el llanto sigue una curva de intensidad y de frecuencia que los especialistas llaman la curva del llanto. Así, se ha observado que el llanto y la cantidad media de agitación del recién nacido tienden a aumentar hacia la segunda semana de vida para alcanzar su punto máximo durante el segundo mes, normalmente hacia las 6-8 semanas, antes de disminuir y de estabilizarse hacia los 4-5 meses.

Curva del llanto del lactante con una edad de entre 2 semanas a 4-5 meses

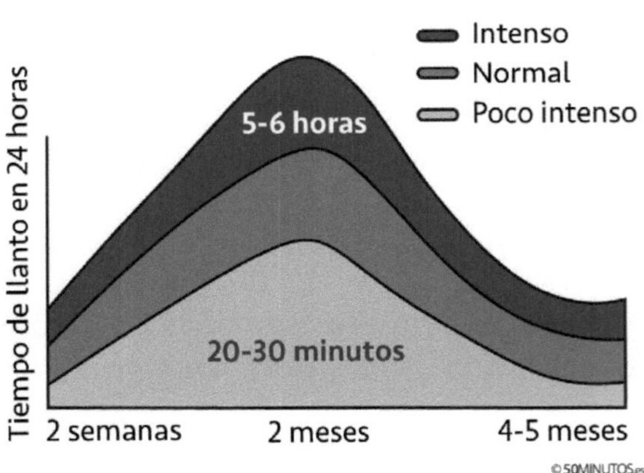

Esta curva del llanto presenta, entre otras, las siguientes características:

- se trata de un comportamiento universal que aparece en todas las culturas, e incluso en todas las especies de mamíferos. Por lo tanto, no es un fenómeno exclusivamente humano;
- aparece a la misma edad corregida en el prematuro, lo que supone una demostración de que estaría vinculada a la maduración;
- es estable desde hace varias décadas en las sociedades occidentales donde ha sido estudiada.

Durante las primeras semanas de vida del recién nacido, si analizamos el llanto y sus características, resulta muy difícil comprender qué lo ha provocado. Tan solo es una señal que transmite una información (necesidad, sufrimiento), pero no hay nada en particular que permita establecer la causa.

A partir del tercer mes, el lactante descubre otras formas para comunicarse, y sus llantos son menos frecuentes —salvo durante la erupción dental—. Esta etapa también marca el momento en el que los padres empiezan a diferenciar los distintos tipos de llanto y las necesidades a las que se asocian.

Hacia los 8-9 meses, el pequeño puede distinguir los rostros familiares y, a través del llanto, expresa su preocupación frente a una persona desconocida. Es lo que se llama la angustia del octavo mes, un fenómeno que demuestra un sólido apego a un adulto favorito.

Después, el pequeño sigue siendo muy sensible a las emociones. Su llanto puede ser una forma de manifestar su frustración o su ira cuando no logra hacer algo, cuando se ve superado por el cansancio, cuando se enfrenta a una negativa o cuando no entiende una decisión.

UNA FORMA DE EXPRESAR UNA NECESIDAD

Un recién nacido no puede hablar y tampoco tiene la posibilidad de hacer gestos. Así pues, el llanto es la única manera que tiene para llamar la atención de sus padres e informarles de que necesita asistencia. Por lo tanto, el llanto constituye un elemento clave en la relación padre-hijo. Al reconocer esta señal y al responder adecuadamente, se construirá una relación de apego recíproca: el lactante asociará a sus padres con una respuesta satisfactoria y los padres serán recompensados con el apaciguamiento del llanto de su hijo.

El hambre

El hambre constituye la razón de alrededor de un tercio del llanto del recién nacido, lo que lo convierte en el motivo más habitual. Por su pequeña capacidad gástrica, el bebé puede reclamar comida muy a menudo. Además, en el útero, el feto recibía alimentación continuamente a través del cordón umbilical, por lo que, cuando nace, necesita una adaptación metabólica.

perimentará la misma frustración por ese pecho que se le niega.

Una incomodidad

¿Tu niño empieza a contorsionarse, se le desfigura el rostro, gimotea y solloza, pero acaba de ser alimentado y rechaza el biberón o el pecho? Quizás simplemente está en una situación incómoda. Las causas más habituales son: un pañal mojado o manchado; ropa demasiado apretada, abrigada o ligera, que molesta al recién nacido, que todavía es incapaz de regular su temperatura; una posición incómoda en su asiento, etc. Poner un remedio a esta incomodidad calmará de inmediato el llanto de tu bebé.

El cansancio

El lactante puede cansarse rápidamente cuando se encuentra ante muchas personas o se requiere mucho su atención. Una estimulación demasiado intensa puede conllevar un llanto de sufrimiento en el niño, que ya no logra aislarse y tranquilizarse, y puede derivar en problemas para quedarse dormido.

En caso de cansancio, se observan algunos indicios: se frota los ojos y bosteza; se queda inmóvil y está malhumorado; su mirada se fija en el vacío; emite algunas quejas y se pone a llorar. Todas estas señales te anuncian que es hora de acostarlo.

Una necesidad de cercanía

La búsqueda de proximidad con el adulto es fundamental para el recién nacido, que puede mostrarse angustiado cuando se separa de sus padres. Este fenómeno se observa en todos los mamíferos, lo que deja suponer que tenemos una historia evolutiva común. No obstante, el recién nacido humano es quien nace con el cerebro más inmaduro. Por lo tanto, es completamente dependiente del adulto, que debe garantizar su supervivencia y su bienestar cuando nace y durante su primer año de vida. Esta dependencia explica su necesidad de contacto físico. Además de esta inmadurez, el cerebro inferior del lactante (el que gestiona las emociones) supera a su cerebro cognitivo, por lo que muy rápidamente se ve sobrepasado por sus emociones y pide que el adulto lo tranquilice o lo reconforte.

Gradualmente, el lactante logra aceptar la distancia entre su madre y él. Cuando crece, las voces familiares de sus padres, el objeto transicional, etc. podrán bastar para calmar al recién nacido.

Distintos estudios han demostrado que un recién nacido que permanece junto a su madre durante la hora que sigue al parto lloraría hasta diez veces menos que un lactante al que colocan en una cuna en el nido. Aunque algunas situaciones hacen que sea necesaria la separación entre la madre y el niño tras el nacimiento, actualmente, cada vez más salas de maternidad te propondrán que le ofrezcas un contacto piel con piel a tu recién nacido después del parto, acostándolo sobre tu vientre o acomodándolo contra tu pecho. Si tu sala de maternidad no te habla de esta posibilidad, no dudes en pedir coger al niño en cuanto acaben sus cuidados posparto.

El aburrimiento

El lactante también llora cuando está solo y no tiene nada al alcance para jugar o estimularse. Este llanto irá disminuyendo según se vaya produciendo su desarrollo motor, puesto que, poco a poco, será capaz de agarrar un juguete, de darse la vuelta, de sentarse, de desplazarse, etc.

El dolor

Por lo general, los gritos y el llanto que expresan un dolor, una enfermedad o un problema físico real son bastante diferentes a los demás tipos de llanto. Los lactantes pueden expresar sus males con llanto intenso o, al contrario, pueden aislarse en un mutismo y en una especie de apatía. Por lo tanto, es importante que observes cualquier conducta inhabitual en tu hijo.

Dado que la resistencia al dolor es muy variable entre recién nacidos, a veces resulta difícil evaluar su intensidad. No obstante, existen tablas de observación que se basan en distintos criterios fisiológicos para estimar el dolor y, de esta manera, poder adaptar el tratamiento.

Durante las erupciones dentales, que se producen hacia el final del primer semestre, es habitual que el ritmo de tus jornadas se vea marcado por los gritos de tu hijo, que experimenta un dolor agudo cuando sus dientes traspasan la encía. Además, este fenómeno natural va asociado con frecuencia a eritemas de las nalgas (rojeces cutáneas) y a infecciones del aparato otorrinolaringólogo, que pueden intensificar la frecuencia y la intensidad de las crisis de llanto.

Durante mucho tiempo, se negó que el lactante sintiera dolor. Hasta 1987, se curaba a los recién nacidos sin analgésicos, incluso durante algunas intervenciones quirúrgicas benignas. Actualmente, se presta atención a este aspecto y no se les deja sufrir inútilmente.

Los «cólicos» del lactante

Si bien los «cólicos» afectan a un número bastante importante de recién nacidos durante los tres primeros meses de su vida, siguen siendo un misterio a nivel médico. Hoy en día, se piensa que se corresponderían más con un temperamento del lactante —que, por otra parte, sería normal— que tendría una capacidad de reacción mayor. Por ello, se prefieren los términos «llanto inexplicable» o «llanto excesivo», ya que evitan la connotación engañosa de dolores abdominales que transmite la palabra «cólicos».

En los años 1950, se definían los «cólicos» del lactante con la regla de los 3. Para que se estableciera el diagnóstico, el recién nacido tenía que llorar o agitarse:

- más de 3 horas al día;
- más de 3 días a la semana;
- durante, al menos, 3 semanas;
- durante los 3 primeros meses de su vida.

Este llanto, que se produce tanto en el lactante alimentado con pecho como con biberón, empieza y para sin razón. Se inicia de manera inesperada e imprevisible, y no guarda ninguna relación con alguna de las necesidades básicas del lactante (hambre, pañal sucio, necesidad de apaciguamiento). Por lo tanto, a menudo resulta bastante difícil calmarlo, sobre todo porque parece que le duele algo. Estos «cólicos» desaparecen progresivamente hacia el tercer o cuarto mes, cuando el desarrollo psicomotor del lactante ha evolucionado mucho. Solo algunos bebes siguen llorando y agitándose después de este periodo.

Ningún tratamiento se ha demostrado realmente eficaz, por lo que tendrás que probar varias técnicas hasta encontrar la que logre calmar a tu bebé.

El llanto de la noche

El llanto es más habitual al final del día y durante la noche. Se debe a varias razones:

- el miedo porque se acerca la noche, ya que el lactante descubre el ritmo circadiano;
- la acumulación de estrés durante el día: descubrimientos, emociones fuertes, etc.;
- el cansancio de la madre, que responde peor a las peticiones.

Por lo general, este periodo dura algunas semanas y no tiene nada de preocupante. En efecto, no hay que olvidar que el bebé es una auténtica esponja, y algunos médicos emiten la hipótesis de que su sistema nervioso no estaría lo suficientemente desarrollado como para soportar el estrés acumulado en un día. Así, el recién nacido intenta evacuarlo a través del llanto.

EL RITMO CIRCADIANO

Se trata del ritmo vigilia-sueño que dura unas 24 horas. Depende de muchos mecanismos biológicos, fisiológicos y conductuales.

Cuando nace, el recién nacido vive primero siguiendo un ritmo ultradiano que se repite cada 3 o 4 horas. La periodicidad día-noche aparece hacia el final del primer mes, con una primera fase larga de vigilia (por lo general, entre 17 y 22 horas) y una etapa de sueño por la noche que se alarga progresivamente. No es hasta el tercer o cuarto mes cuando el lactante adquiere realmente el ritmo circadiano y reconoce el día y la noche.

Otras explicaciones

- **Un parto difícil** o un nacimiento prematuro puede explicar el llanto en un recién nacido.
- **La experiencia del embarazo**. Las mujeres que fumaban cuando estaban embarazadas corren un riesgo mayor de tener recién nacidos sujetos a «cólicos». Las que estaban estresadas o angustiadas, darán a luz más fácilmente a lactantes irritables con un sueño alterado, etc. Por lo tanto, es particularmente importante que la madre cuide su salud y su equilibrio durante el embarazo.
- **Los bebés «difíciles».** Son los recién nacidos que demuestran más problemas para gestionar todos los estímulos que vienen del exterior, pero también del interior, como los gases, las heces, etc. Los llamados bebés «difíciles» son hipersensibles y pueden llorar por cosas que no molestarían a otro bebé. Por lo tanto, debes ser consciente del nivel de tolerancia de tu recién nacido. Si tu niño solo soporta un estímulo a la vez, actúa en consecuencia.
- **La vulneración del ritmo del bebé**. El lactante llora cuando no se respeta su ritmo fisiológico. Por ejemplo, cuando lo bañamos y tiene ham-

bre, cuando lo despertamos porque hay que llevar a los mayores a la escuela, etc. Así pues, es fundamental que, al principio, respetes el ritmo natural del niño.

- **La frustración de no lograr expresarse**. Según las estadísticas, el llanto disminuye de manera bastante drástica cuando el niño desarrolla otro medio de comunicación. Por lo tanto, el llanto del lactante podría ser también la expresión de su frustración por no hacerse entender.

- **Demasiada energía** que el niño, incapaz de desplazarse, acumula y libera a través del llanto, generalmente antes de dormirse repentinamente. Este llanto es intenso y corto. No parece tener una función de llamada.

- **La sensibilidad del bebé**. Los lactantes son particularmente sensibles a las tensiones de los adultos que les prodigan los cuidados. Si los padres no están muy disponibles o se encuentran en una fase de sufrimiento, el lactante pierde su atención, llora y se queda inmóvil. De esta manera, el vínculo entre una madre depresiva y su bebé puede verse alterado. Ocurre lo mismo cuando ella sufre una psicosis posparto y es incapaz de descifrar los mensajes de su niño.

- **Padres demasiado centrados en el niño**. Una madre que teme una muerte súbita, un niño muy esperado que llega después de varios abortos, etc., son elementos que el bebé percibirá. Así, puede llegar a desarrollar angustias que se expresarán a través del llanto.

¿POR QUÉ CALMAR EL LLANTO DE MI HIJO?

Los recién nacidos a los que se deja llorar solos están sufriendo y les resultará más difícil adquirir un sentimiento de confianza que, en realidad, es fundamental para un buen desarrollo. Por lo tanto, corren el riesgo de convertirse en adultos ansiosos, incapaces de gestionar su estrés. En cambio, cuando los padres responden lo suficientemente rápido a las llamadas de su hijo, de manera indulgente, se creará un vínculo afectivo que permitirá al pequeño confiar en el otro. En efecto, a través de esto descubre que podrá recibir ayuda cuando la necesite y podrá desarrollar un sentimiento de seguridad. Estos niños también utilizarán el llanto con menor frecuencia como medio de comunicación después de cumplir 1 año.

Además, es importante reaccionar con la mayor calma posible al llanto de tu hijo y no preocuparte o verte superado si no logras calmarlo. De lo contrario, podrías efectuar gestos que tendrán un efecto nefasto en tu hijo. Por ejemplo, jamás hay que sacudir a tu niño para tranquilizarlo, ya que esto puede provocar hemorragias cerebrales con posibles consecuencias graves: deficiencia motora, pérdida de visión, etc.

¿CÓMO CALMAR SUS CRISIS DE LLANTO?

El llanto del recién nacido rara vez tiene una explicación orgánica. Ante todo, es una señal que transmite el lactante y cuya función principal es llamar la atención del adulto para favorecer los cuidados y las interacciones.

Para calmarlo, es aconsejable responder rápidamente a su llamada, ya que no hacerlo significa rechazar sus intentos de comunicación. Además, si dejas que llore durante demasiado tiempo, habrá olvidado la razón por la que lo hace y calmarlo resultará más difícil.

Si en los primeros meses de la vida de tu hijo tienes problemas para entender sus necesidades, no te preocupes. Es completamente normal, ya que durante este periodo ningún elemento del llanto permite identificar la causa. Al cabo de 3 meses, empezarás a distinguir las quejas de tu hijo. Habrás aprendido de forma natural a reconocer ligeras diferencias de tonalidad y de intensidad. Así, podrás determinar mejor si se trata de una «urgencia» o de un llanto pasajero. En efecto, en algún momento de su desarrollo, es importante que dejemos que gestione solo algunos de los problemas que experimenta. De lo contrario, ¿cómo podrá acceder a sus propios recursos, si considera que siempre estarás ahí para responder a cualquiera de sus necesidades?

¿SABÍAS QUE...?

En 2003, un ingeniero catalán, Pedro Monagas, inventó un monitor, el Why Cry, que afirma que logra identificar la causa del llanto del lactante analizando sus ondas sonoras y encajándolo con el lenguaje corporal del recién nacido. Por ejemplo, un grito enérgico, agudo y exigente, acompañado de puños cerrados o de un puño en la boca significaría que el bebé tiene hambre, mientras que un grito corto e intenso que disminuye lentamente y, a continuación, vuelve a aumentar querría decir que el pequeño está estresado. De esta manera, la máquina podría identificar el hambre, la incomodidad, el aburrimiento, el estrés o la necesidad de sueño. Aunque puede parecer mágico, se desaconseja este tipo de aparatos, ya que ignora la construcción de la relación padre-hijo y pasa por alto el llanto de dolor o el llanto relacionado con una enfermedad.

ENCONTRAR EL ORIGEN DEL LLANTO

Lo primero que hay que hacer cuando un niño llora es buscar la razón: ¿Tiene hambre? ¿Está cansado? ¿Su pañal está manchado? ¿Tiene frío o calor? ¿Busca una presencia? ¿Se aburre? Aunque no es capaz de responderte, es importante que le hagas preguntas para iniciar un diálogo.

También es fundamental eliminar las causas médicas del llanto. Si el recién nacido tose, está resfriado, tiene fiebre, vomita o presenta heces líquidas, o si, simplemente, sus gritos te parecen diferentes, consulta rápidamente con tu médico.

LO QUE HAY QUE SABER

Menos del 5 % del llanto tiene una explicación orgánica. En ese caso, puede ser muy

Para calmar al bebé, no existe una solución mágica. De hecho, los métodos no sirven para todos los bebés y, aunque una técnica haya funcionado con el tuyo un día, no quiere decir que seguirá siendo eficaz al día siguiente. Los medios para aliviar las crisis pueden clasificarse en seis grandes categorías:

- la succión (nutritiva o no);
- el contacto y el movimiento;
- la distracción;
- el ruido y la vibración;
- los masajes y el arrullo;
- los tratamientos y las dietas.

RESPONDER A SUS NECESIDADES

Satisface sus necesidades de succión

La succión vuelve a encaminar al recién nacido hacia una sensación de placer y, por ello, es consoladora. Así, no dudes en darle el pecho para que tu niño pueda succionar. Algunos lactantes descubren con bastante rapidez que pueden experimentar ese mismo placer poniéndose el pulgar en la boca o chupando su objeto transicional. El chupete debe usarse como último recurso, ya que puede resultar más nefasto que benéfico.

¿POR QUÉ EL CHUPETE ES NEFASTO?

Aunque puede ayudar al lactante a calmarse, tenerlo puesto durante demasiado tiempo puede resultar nefasto por varias razones:

- a corto plazo, si se lo pones en la boca en cuanto llora, tu recién nacido no intentará encontrar por sí solo una manera de calmarse. Si lo has acostumbrado al chupete, tenderá todavía más a buscar una ayuda externa para ser reconfortado. Además, no quiere decir que estés respondiendo a su necesidad;
- al mantener vivo un reflejo de succión, el chupete atrasa la adquisición del lenguaje que acompaña la evolución de la masticación y del paso a una deglución adulta;
- para acabar, a más largo plazo, el chupete

puede generar problemas de articulación y malposiciones dentarias.

Favorece el contacto y el movimiento

Tras haber sido mecido durante nueve meses en el útero de su madre, a algunos lactantes les puede costar acostumbrarse a la inmovilidad de la cama. Por eso les gusta que los acunen y, cuando los transportan en el fular portabebé, pueden recobrar su tranquilidad. No obstante, debemos respetar su posición fisiológica colocándolo en la llamada posición «sentado/en cuclillas», apoyado en las nalgas, con la espalda redonda y bien sostenido por el tejido. Así, no dudes en:

- **mecerlo**, ya sea en tus brazos, en la cuna, etc.;
- **portearlo y andar con él**. El aumento del tiempo de porteo que no está relacionado con las necesidades del recién nacido y con los episodios de llanto disminuiría las crisis de estrés al final del día;
- **utilizar el balanceo materno**, durante el cual el progenitor lleva al lactante en brazos y se balancea de una pierna a otra, sin mover los pies;

* **bailar con tu bebé**. Eso sí, evita los gestos bruscos.

El contacto con la piel de la madre o del padre puede resultar igual de eficaz para calmar la angustia de tu niño. Favorece al máximo esos momentos compartidos. Por ejemplo, puedes recostarlo en tus muslos meciéndolo eventualmente de derecha a izquierda y doblando sus piernas sobre su vientre, o puedes bañarte con él. También puedes instalarlo boca abajo sobre tus antebrazos, con su cabeza en el hueco de tu codo, mientras que una de tus manos sujeta sus piernas, o sostener su cabeza y la parte de arriba de su cuerpo con una mano y utilizar la otra para mantener sus piernas en posición de buda.

¿Sabías que...?

Los pediatras especialistas del llanto Hunziker y Barr, sugieren que las madres transporten a su lactante entre dos y tres horas más de lo que ya lo hacen, ya que han observado que, aunque la frecuencia de los episodios de llanto es la misma, su duración y su intensidad son menores. Esta estrategia debe implementarse desde el nacimiento:

Engaña su aburrimiento

El aburrimiento también acecha a tu lactante, sobre todo durante sus primeros meses, ya que todavía no sabe moverse solo. Cuando esto resulta demasiado fastidioso, el lactante empieza a llorar para llamar tu atención. En ese caso, intenta colocarlo delante de algo en lo que pueda centrarse (en función de su nivel de desarrollo, un móvil de cuna, un juguete que emite música, etc.). Ponlo delante de un espejo, de un acuario o de cualquier elemento que pueda distraerlo. No dudes tampoco en llevártelo de paseo en un carrito o en coche.

Tranquilízalo gracias a la música

Algunos tipos de música pueden tener un efecto relajante y tranquilizador en el lactante. Es lo que sucede con las nanas que puedes cantarle o, incluso, con algunas obras de música clásica. Algunos sonidos también cuentan con esta virtud. Así, el sonido «shhh», que en muchas culturas sirve para pedir silencio, imita en realidad el ruido de la circulación sanguínea que el feto escucha cuando está en el útero materno. Por lo tanto, también tiene un efecto muy apaciguador para el lactante.

Relájalo con masajes o con mantas arrullo

Masajear al bebé presenta muchos beneficios. Además de favorecer el vínculo padre-hijo, resulta muy relajante y puede calmar algunos pequeños dolores relacionados con la digestión. Además, es particularmente interesante en el desarrollo del bebé, que aprende una nueva forma de comunicarse y podrá escuchar sus sensaciones con más atención. Existen varios métodos bastante fáciles de practicar, pero lo ideal es formarse en los gestos básicos para no lesionar al bebé.

Además de estos masajes, a muchos recién nacidos les gusta que los envuelvan en una manta, en una toalla o en los brazos de sus padres. Aunque esta técnica había caído en desuso en los últimos años, ahora vuelve a estar de actualidad por sus múltiples ventajas: el arrullo puede ayudar al lactante a calmarse y dormir, ya que el hecho de tener los brazos cerca del cuerpo, sin gestos incontrolados, puede tranquilizarlo. Esto también lo ayuda a sentir los límites de su cuerpo. Pero, cuidado, no puedes hacer el arrullo de cualquier manera: el bebé tiene que tener los codos plegados o las manos sobre el ombligo. No obstante, tienes que abandonar esta técnica hacia el mes 1 o 2, para que el niño pueda moverse y desarrollar su sistema motor.

Cuida su alimentación

Elimina de la alimentación del lactante (o de la tuya si lo amamantas) productos que pueden generar cólicos y dolores intestinales. En especial, hablamos de las proteínas de la leche de vaca. También están los alimentos que pueden dar un sabor particular a la leche y que deben evitarse. Algunas mamás que dan el pecho a su bebé informan de que este llora menos cuando eliminan de su alimentación no solo la leche de vaca, sino también la cafeína, los huevos, los cítricos, las leguminosas, las cebollas, la uva, las nueces y las avellanas, etc.

En cuanto sospeches una alergia, cuando introduzcas nuevos ingredientes en el menú del bebé o si no engorda e, incluso, pierde peso, acuérdate de anotar los alimentos que tu lactante ha tomado, sus reacciones, la fecha y la hora de la comida, y también la reacción que se ha producido (episodio de gastroenteritis, de estreñimiento, vómitos, lactante malhumorado, etc.). A continuación, consúltalo con tu médico para poder establecer unas comidas adaptadas a sus necesidades, a sus intolerancias alimentarias o a sus alergias.

ÚLTIMOS CONSEJOS

- Presta una atención personal, plena y total a tu hijo. Tu presencia afectuosa y atenta es fundamental para que se sienta querido.
- No niegues ni minimices los sentimientos y sensaciones de tu recién nacido, ya que pueden ayudarte a identificar algunas señales.
- Cuando llore por la noche, deja un poco de tiempo a tu lactante antes de intervenir. Si su objetivo es deshacerse del estrés acumulado durante el día, se calmará poco a poco.
- No dudes en maximizar cuanto puedas el

contacto con tu hijo porteándolo, hablándole, meciéndolo, paseándolo, etc.

- Si sientes que te supera la situación, no te quedes solo. Pide ayuda a tus seres cercanos y a tus amigos antes de estar completamente desbordado. Algunas asociaciones de apoyo a los padres en problemas también pueden escucharte y brindarte una ayuda valiosa.
- Si no puedes consolar a tu hijo, a pesar de que crees que has respondido a su petición, no dramatices. Háblale, atrévete a decirle que no has encontrado la razón de su llanto, que esperas que pronto se encuentre mejor y tranquilízalo. El llanto es necesario para el buen desarrollo del niño y puede ayudarlo a evacuar toda la tensión del día. No dudes en llevar un «diario de llanto» en el que, durante unos días, anotarás los episodios de llanto, así como los periodos de vigilia y de sueño de tu hijo. Este diario te permitirá objetivar un comportamiento que es completamente normal.

ACEPTAR EL LLANTO

El llanto del bebé forma parte de las conductas que a los padres les suele costar afrontar. Sin embargo, participa en el desarrollo normal de cualquier lactante y representa un primer intento de comunicación. Por lo tanto, es importante poder aceptarlo sin ignorarlo. Responder bien ante ello es, para cualquier padre, el primer desafío que permitirá al recién nacido «llorar mejor» y desarrollar un sentimiento de seguridad, ya que sabrá que sus padres responderán a su llamada. Si reaccionas con la suficiente rapidez, podrás evitar algún llanto o, simplemente, consolar a tu bebé antes. A pesar de ello, a veces ocurre que el recién nacido sigue llorando y que ningún progenitor logra calmarlo. No te sientas culpable. No existen los padres infalibles ni las soluciones mágicas y, tal y como hemos visto, algunos lactantes son más complicados que otros. Quizás tu bebé solo necesite deshacerse de un exceso de estrés y de emociones. En cualquier caso, practica una escucha reconfortante para que ese llanto reciba una respuesta benevolente, lo que permitirá que tu hijo se desarrolle de manera equilibrada.

PREGUNTAS FRECUENTES

¿MI BEBÉ TIENE UNA RABIETA CUANDO LLORA?

No. Un lactante no es un manipulador. Todavía no dispone de la estructura mental para llevarte conscientemente a hacer lo que desea. Simplemente expresa una necesidad para la que espera una respuesta, preferentemente rápida. Para él, el llanto es una forma de comunicarse, una señal de que hay que saciar una necesidad, y los padres deben percibirlo como tal.

Un recién nacido no va a convertirse en un niño consentido solo porque sus padres lo cojan en brazos y respondan a su llamada cuando llora. Préstale toda la atención que pide. Así, favorecerás un apego sano y una relación de confianza. No será hasta más tarde cuando tu niño descubrirá que puede manipularte y tener rabietas. Cuando llegue ese momento, tendrás que mantenerte más firme.

¿POR QUÉ ALGUNOS LACTANTES SIGUEN LLORANDO DESPUÉS DE QUE HAYAMOS RESPONDIDO A SUS NECESIDADES?

Algunos especialistas consideran que el llanto inconsolable de los recién nacidos, el que no tiene una relación aparente con el motivo que lo origina y que, de alguna manera, se retroalimenta, podría ser la necesidad que siente el lactante de deshacerse de un exceso de tensión. En este caso, el llanto cumpliría una función de liberación emocional, tras una jornada repleta de descubrimientos (juegos, salida, visita, etc.), por ejemplo.

¿QUÉ HAGO SI MI BEBÉ LLORA POR LA NOCHE?

Con 6 meses, el 33 % de los recién nacidos todavía se despierta cada noche y puede empezar a llorar. Las razones de estas lágrimas son variadas: el hambre —pero, a partir del cuarto o quinto mes, o un poco más tarde si lo amamantas, ya no debería tener hambre por la noche—, el dolor físico (trastornos digestivos, erupción dental, fiebre, etc.), una incomodidad (calor, frío, pañal mojado, objeto transicional que molesta, etc.) o también miedo (terror nocturno o pesadilla).

En este último caso, presentamos algunos consejos para solucionarlo:

- acuesta a tu hijo a horas muy regulares cada noche;
- pon en marcha pequeños rituales para dormir que darán un ritmo a su vida y lo tranquilizarán por la noche;
- explícale que por la noche se duerme.

Si, a pesar de todo, sigue llorando, dale un momento bastante largo antes de actuar si sabes que está seguro. Muchas veces volverá a dormirse solo. Al resolver el problema por sí solo, conseguirá autonomía con respecto a su sueño. Por otra parte, se desaconseja que lo cojas en brazos, pero, si lo necesita, puedes tranquilizarlo hablando con él.

¿QUÉ SON LOS ESPASMOS DEL SOLLOZO?

Cuando se producen episodios de gran ira, de dolor y de algunos miedos en un niño muy emotivo, este último puede parar de respirar repentinamente y quedarse con la boca abierta. En la mayoría de los casos (85 %), su apnea se prolonga, se le giran los ojos, se vuelve cianótico y pierde el conocimiento. Tras unos instantes, recobra el conocimiento y a menudo se encuentra muy cansado. Es menos frecuente que, tras un miedo repentino, el niño se vuelva pálido, no respire durante unos segundos y pierda conocimiento sin emitir un grito. A este episodio le sigue un llanto que supone el final del espasmo. Ocasionalmente, se pueden observar convulsiones.

Estos espasmos del sollozo no son intencionales. Son una respuesta excesiva del sistema nervioso autónomo que controla la respiración y el ritmo cardiaco. Más o menos, afectaría a un 5 % de los lactantes de entre 6 meses y 5 años, edad en la que desaparecen. Aunque son ansiógenos e impresionantes para el entorno, no dejan secuelas.

No existe un tratamiento para curar esta enfermedad. Sin embargo, se aconseja a los padres que se mantengan tranquilos y que no cedan ante las rabietas del niño, ya que este puede aprovechar la situación de angustia en la que se encuentran sus padres para abusar de su poder.

Si los espasmos del sollozo son frecuentes en tu hijo o si convulsiona, háblalo con tu médico.

¿CÓMO GESTIONO UN EPISODIO DE IRA?

Cuando un pequeño sufre un arrebato de ira, grita, chilla o se tira por el suelo, se convierte en un episodio tan preocupante para ti como para él. Por lo tanto, el niño necesita realmente ayuda.

No obstante, debes mantenerte firme y respetar tu línea de conducta. No te enfades y no te sientas demasiado afectado. Intenta que, cerca de él, haya algo que le interese, para compensar lo que se le ha negado. Tras su ira, el niño recibirá de nuevo la atención y la protección del adulto.

Se pueden evitar muchos enfados a través de la comunicación con el niño, en particular, si lo avisas de tus intenciones.

¿CÓMO CALMO EL LLANTO DE MI HIJO SI ESTOY FUERA DE CASA?

Por norma general, a los más pequeños les gusta salir de casa. Disfrutan en el carrito, en los trayectos en coche o cuando los portean en un fular o en una mochila portabebés. Son curiosos, les gusta descubrir el mundo, pero, a veces, la salida se convierte en drama y el recién nacido se echa a llorar. En ese caso, mantén la calma. Lo primero, comprueba su comodidad: ¿Tiene frío? ¿Su ropa o el cinturón de seguridad le molestan? ¿Su pañal está sucio? ¿No hay demasiado ruido? ¿Está cansado? ¿Tiene hambre?... Tranquilízalo y reconfórtalo, haz que se sienta en seguridad. De hecho, se aconseja que expliques previamente a tu bebé lo que vas a hacer para prepararlo para salir.

Se pueden impedir muchos llantos si respetas el ritmo de tu bebé: evita las salidas cuando está cansado o cuando tiene hambre, así como los lugares que lo estimulan demasiado y que lo excitan inútilmente, como las grandes superficies.

A veces, algunos niños lloran sistemáticamente cuando se les coloca en el carrito y ya no ven a sus padres. Si giras el capazo o el asiento, resolverás este problema.

¡Tu opinión nos interesa!
¡Deja un comentario en la página web de tu librería en línea,
y comparte tus favoritos en las redes sociales!

PARA IR MÁS ALLÁ

FUENTES BIBLIOGRÁFICAS

- Barraco de Pinto, Marthe. 2013. *Les pleurs du bébé*. Savigny-sur-Orge: Éditions Duval.

- de Leersnyder, Hélène. 2007. "Rythmes fondamentaux du bébé". *Spirale*. Toulouse: Éditions Eres.

- de Truchis, Chantal. 2009. *L'éveil de votre enfant. Le tout-petit au quotidien*. París: Albin Michel.

- Didierjean-Jouveau, Claude-Suzanne. 2008. *Ne pleure plus bébé!* Ginebra: Jouvence.

- Gremmo-Feger, Gisèle. 2007. "Un autre regard sur les pleurs du nourrisson". *Conferencia. 15e congrès national de pédiatrie ambulatoire à Saint-Malo*. Consultado el 20 de diciembre de 2017. http://www.co-naitre.net/mediatheques/

- Solter, Aletha. 2015. *Pleurs et colères des enfants et des bébés*. Ginebra: Jouvence.

FUENTES COMPLEMENTARIAS

- Leboyer, Frédérick. 2004. *Shantala: un art traditionnel, le massage des enfants*. París: Éditions du Seuil.

* Thirion, Marie. 2002. *Le sommeil, le rêve et l'enfant.* París: Albin Michel.

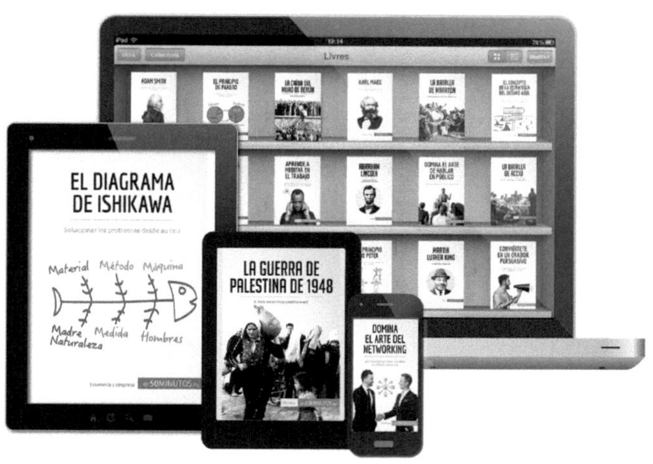

50MINUTOS.es
Historia
Economía y empresa
Coaching
Book Review
Salud y bienestar
Arte y literatura
EL DIAGRAMA DE ISHIKAWA
Material Método Máquina
Madre Naturaleza Medida Hombres
LA GUERRA DE PALESTINA DE 1948
DOMINA EL ARTE DEL NETWORKING
¡APRENDER NUNCA ANTES FUE TAN RÁPIDO!
www.50minutos.es